Sibylle Bremer

Ausgeraucht!

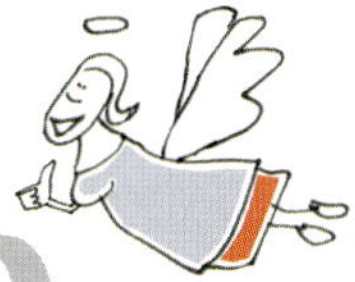

30 Gründe, sich von der Zigarette zu trennen

KNESEBECK

Schluss mit der Qualmerei

Bisher hast du die Warnhinweise auf den Zigarettenpackungen geflissentlich zu übersehen gewusst. Doch dass man dir nun mit »Raucher müssen leider draußen bleiben«-Schildern den Weg in die geliebte Stammkneipe versperrt, hat dich schmerzhaft getroffen. Ist es nun vielleicht auch für dich an der Zeit, die letzte Kippe auszudrücken und diesem ungesunden Laster zu entsagen? Gute Gründe dafür gibt's genügend, 30 davon versammelt dieses kleine Buch. Also, worauf wartest du noch? Hör auf mit der Qualmerei...

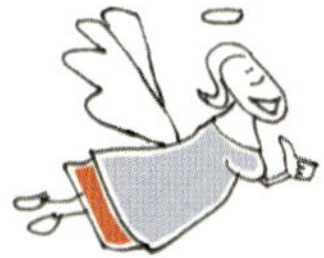

01

... weil du schon zu viele Seemänner auf dem Gewissen hast.

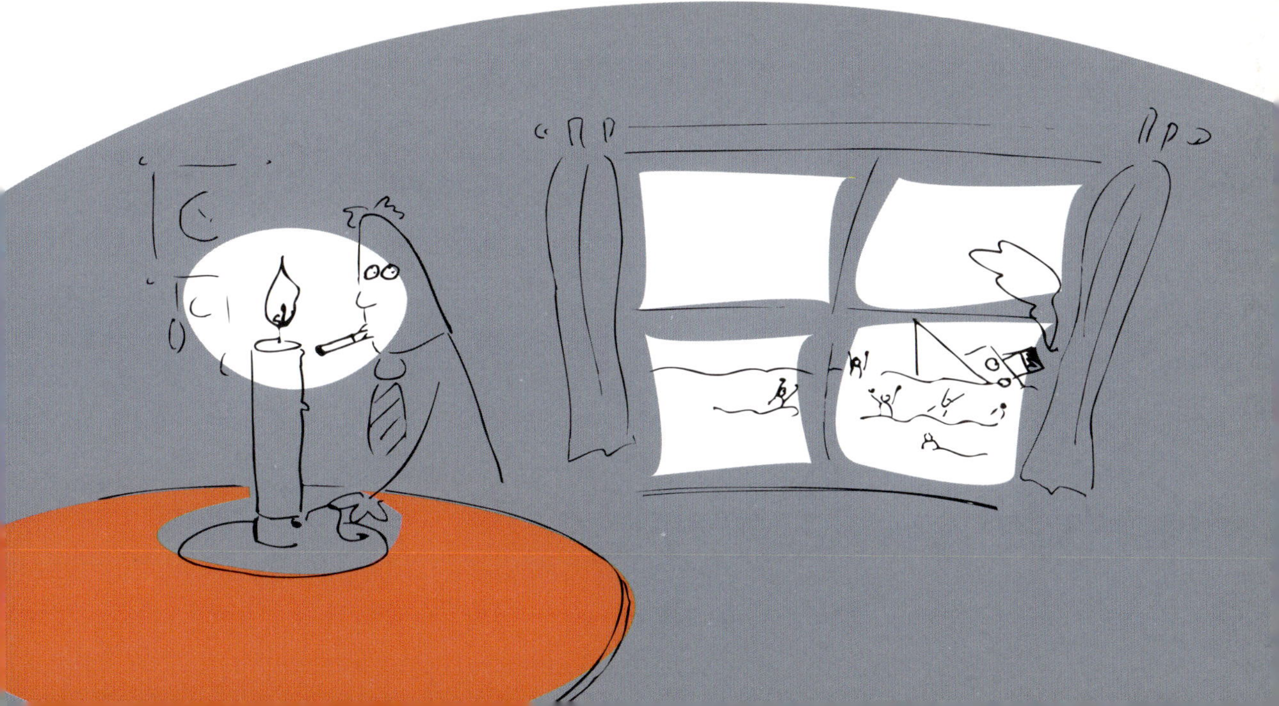

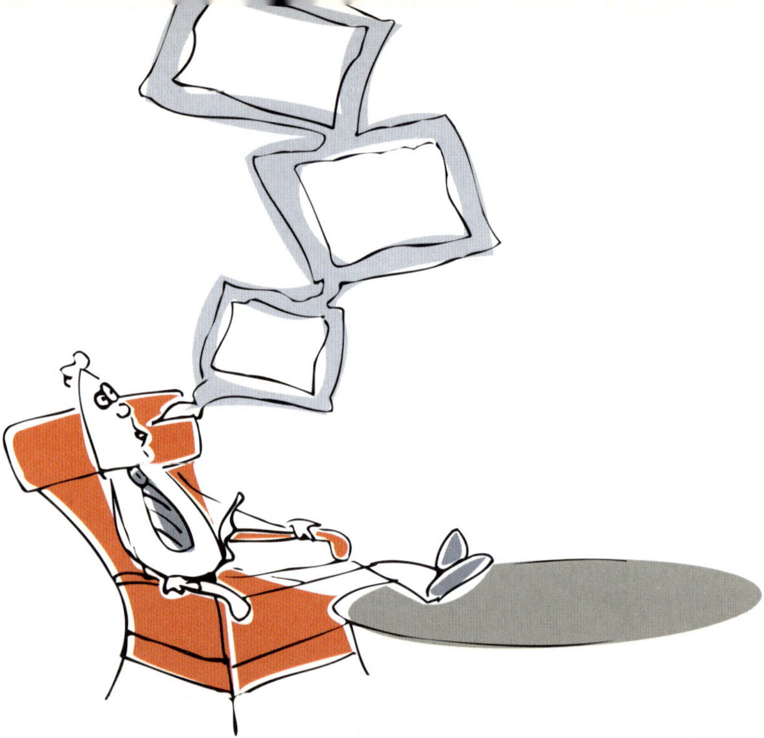

02

... weil du es bis heute nicht geschafft hast, simple Ringe zu machen.

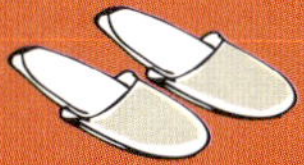

03

… weil du
befürchtest,
dass der
Apfel nicht
weit vom
Stamm fällt.

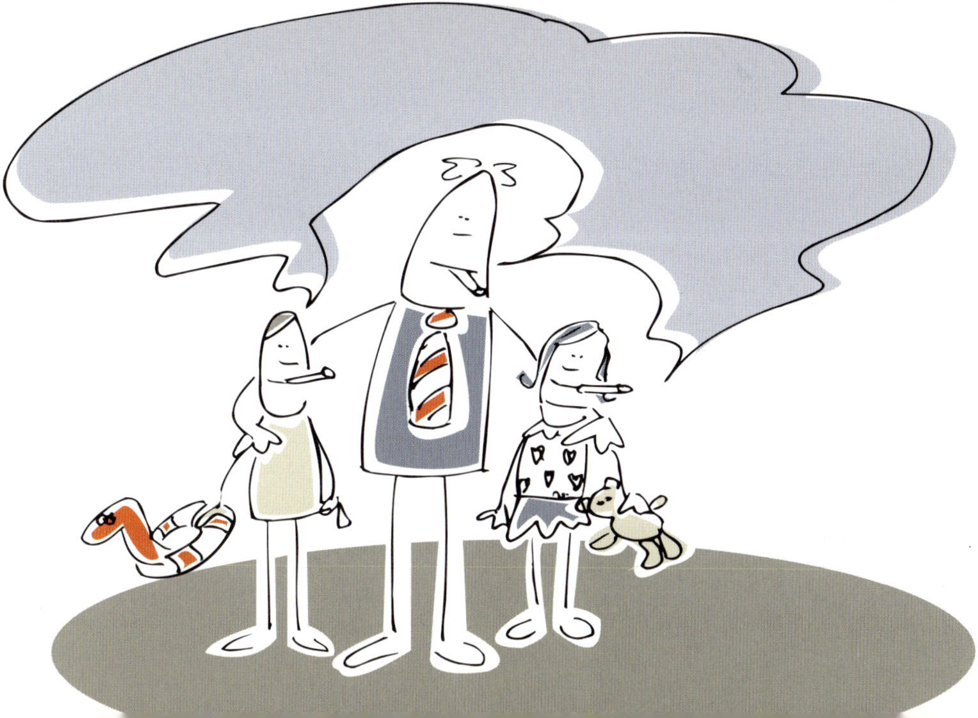

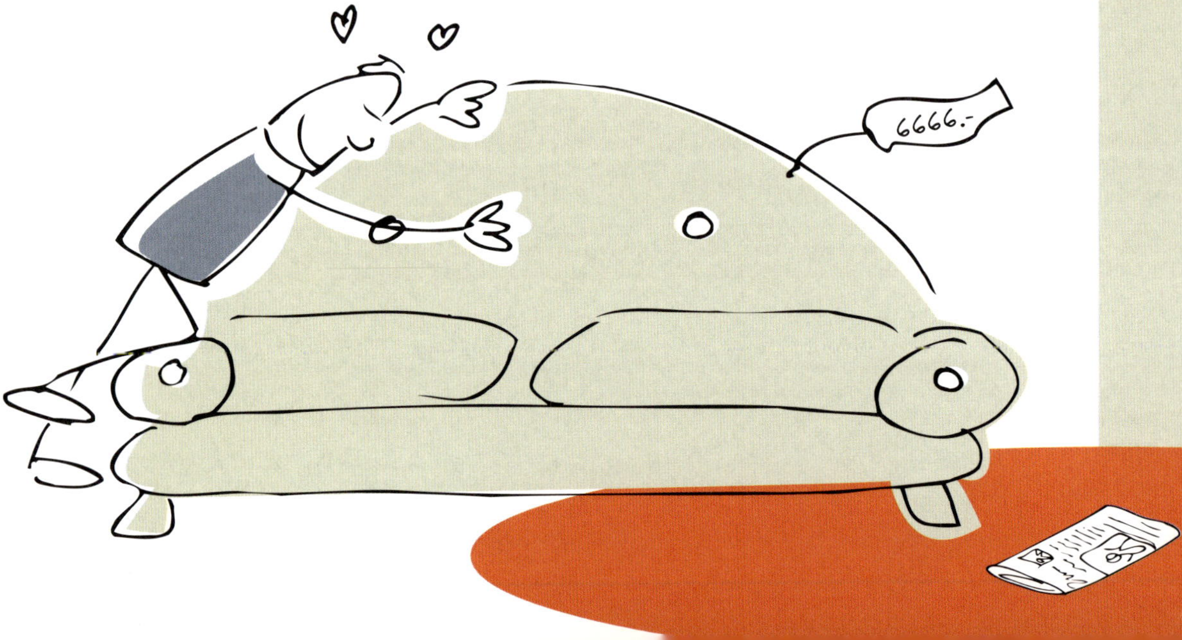
6666.-

... weil du dein todschickes,
neues Designersofa
nicht gegen Brandlöcher
versichert hast.

05

… weil Geschichten, die mit »Ich geh mal schnell Zigaretten holen« beginnen, meistens nicht gut ausgehen.

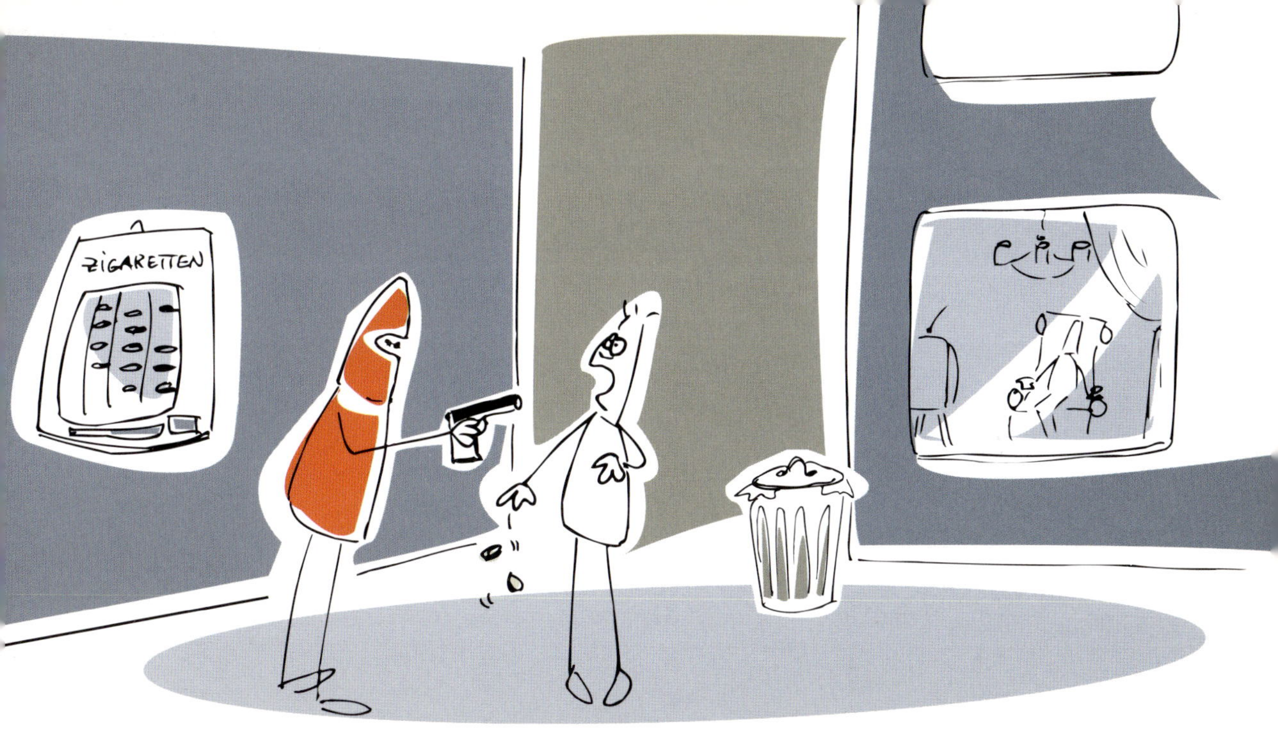
ZIGARETTEN

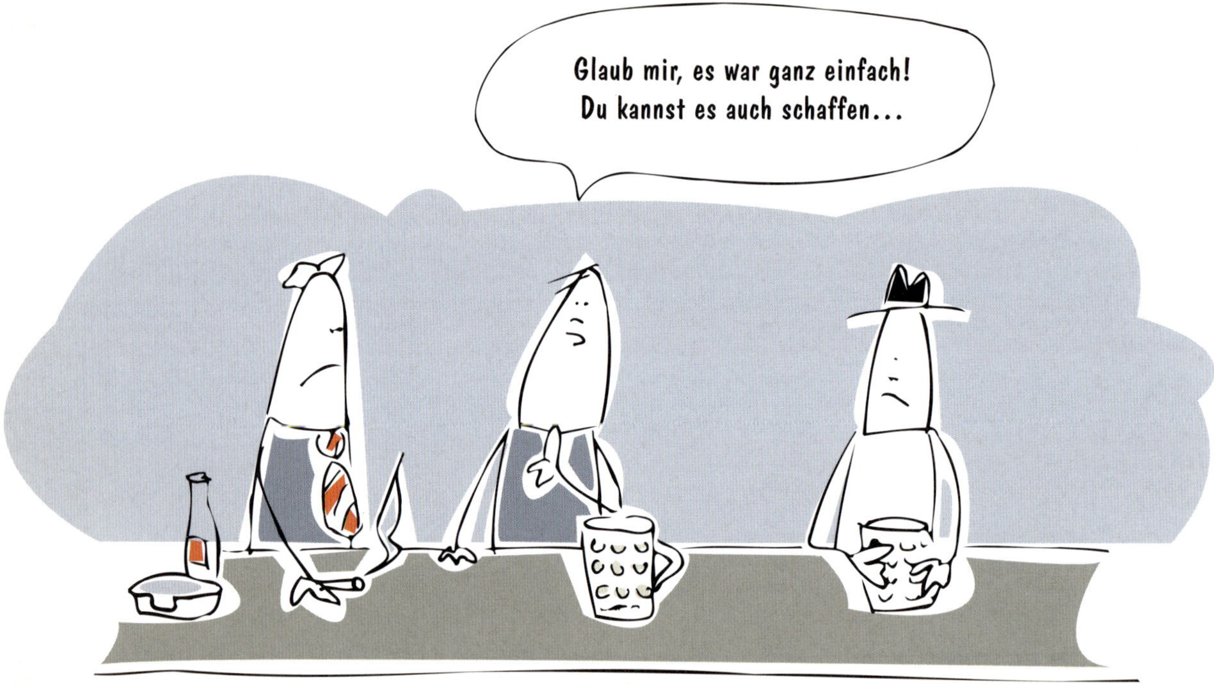
Glaub mir, es war ganz einfach!
Du kannst es auch schaffen...

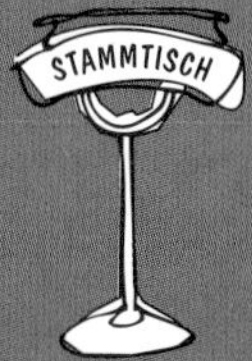

... weil dich dein dusseliger
Kollege sonst weiterhin mit
seinen Ratschlägen nervt.

07

… weil die Begriffe »Langstrecke« und »no smoking« bei dir nervöses Zucken auslösen.

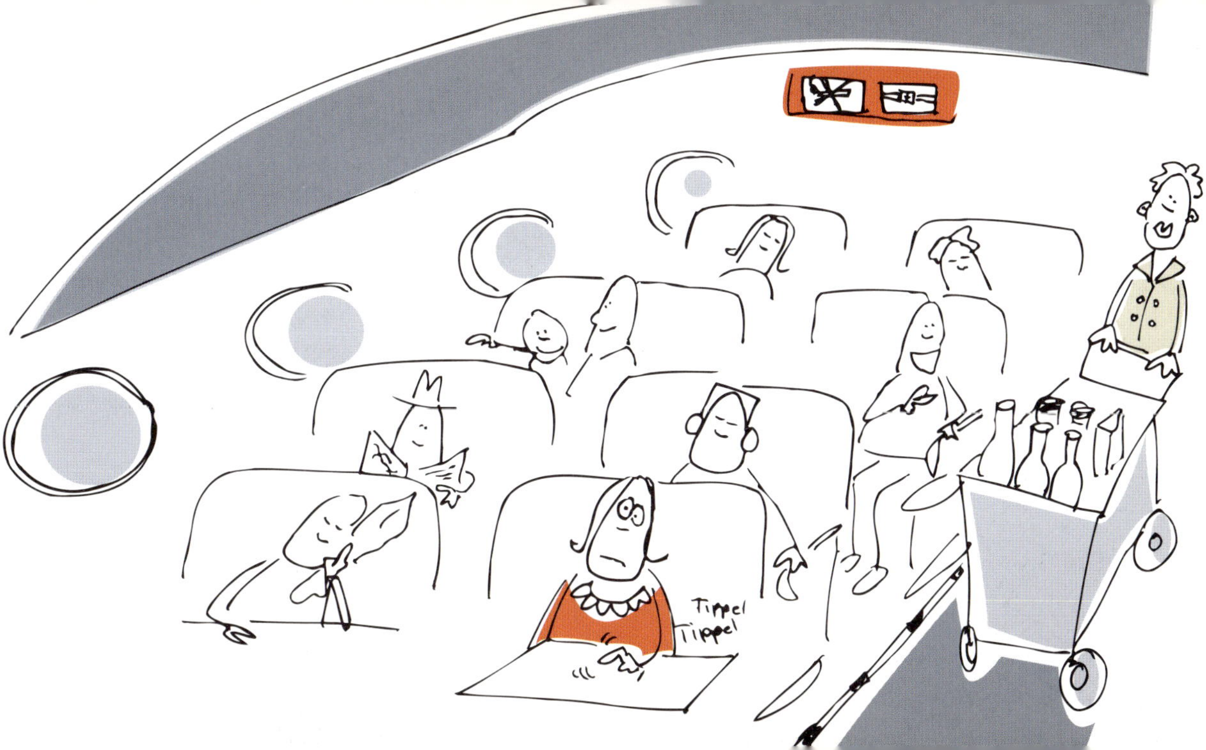
Tippel
Tippel

08

... weil dich deine Nachbarn
schon nicht mehr grüßen.
Dein chronischer Raucher-
husten raubt ihnen
jede Nacht den Schlaf.

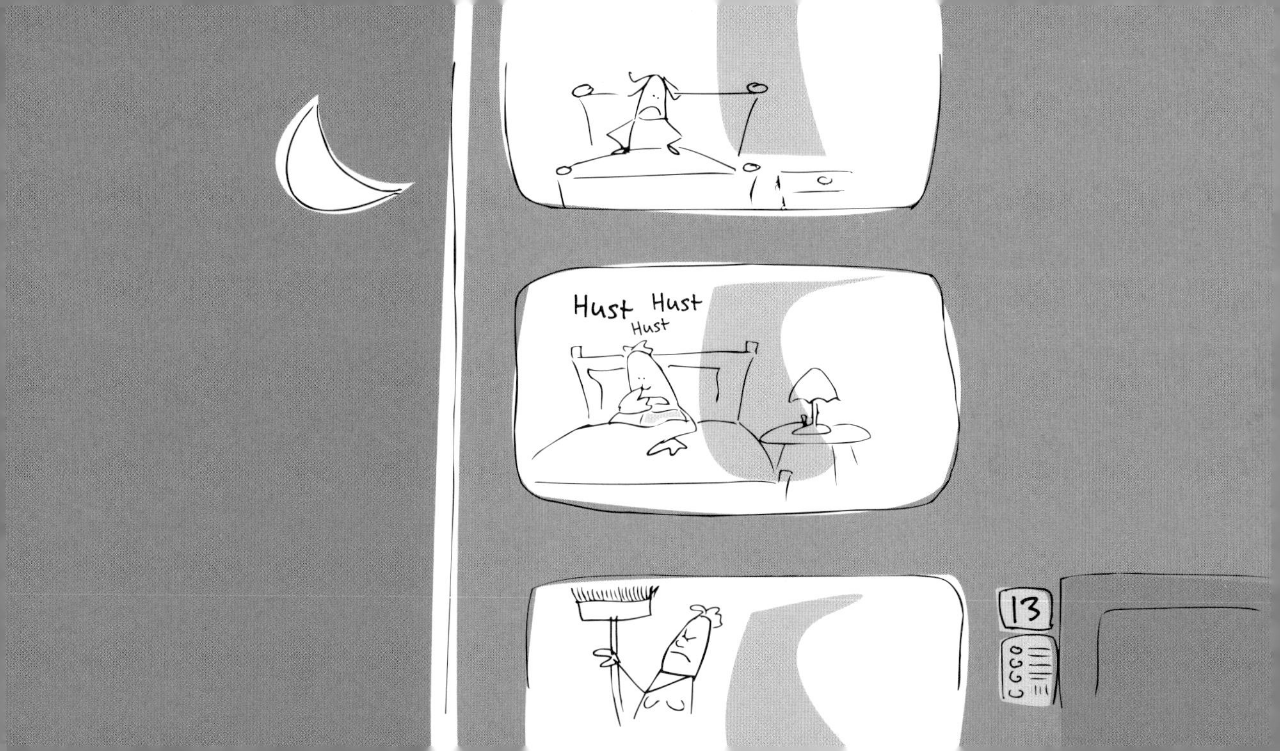
Hust Hust
Hust
13

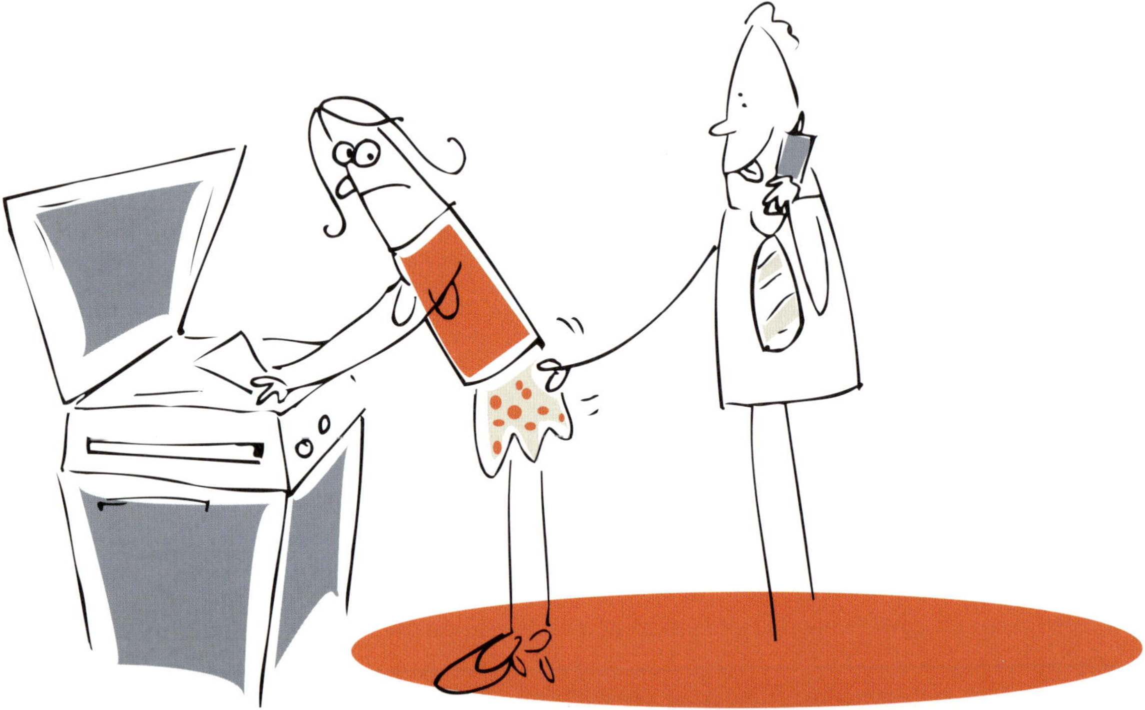

09

... weil du als
Nichtraucher
während des
Telefonierens
immer eine
Hand frei hast.

10

… weil dir das ständige Streichen auf den Rücken geht.

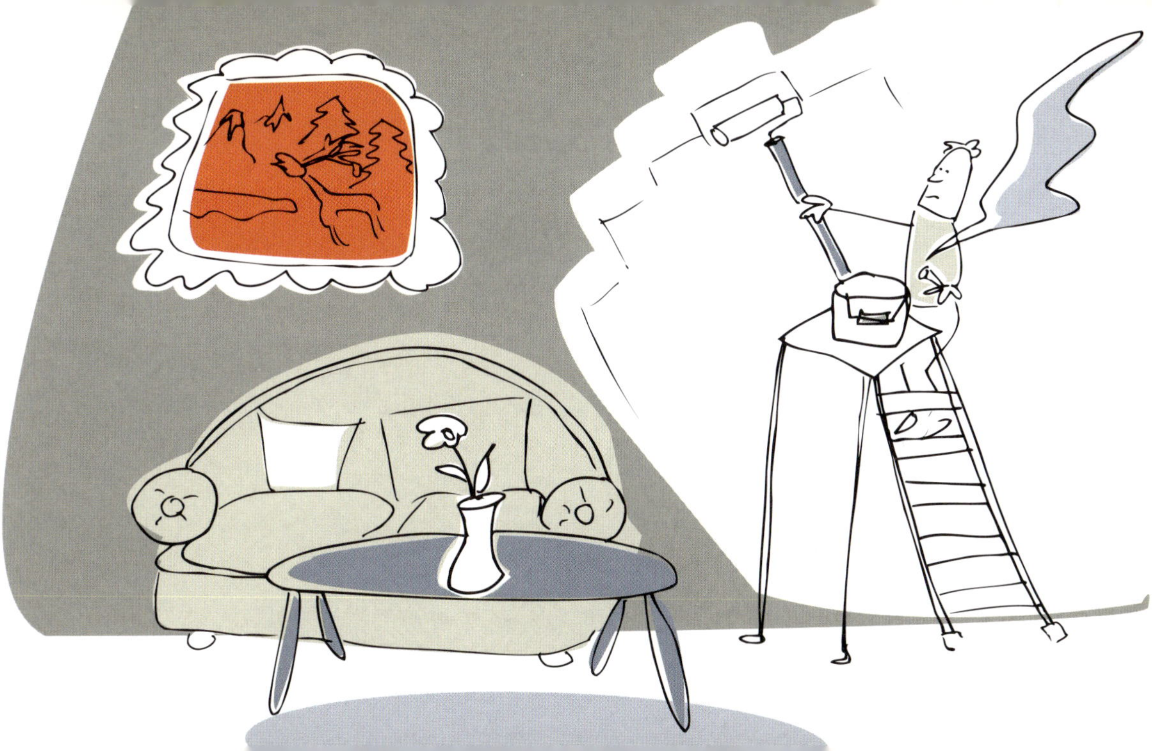

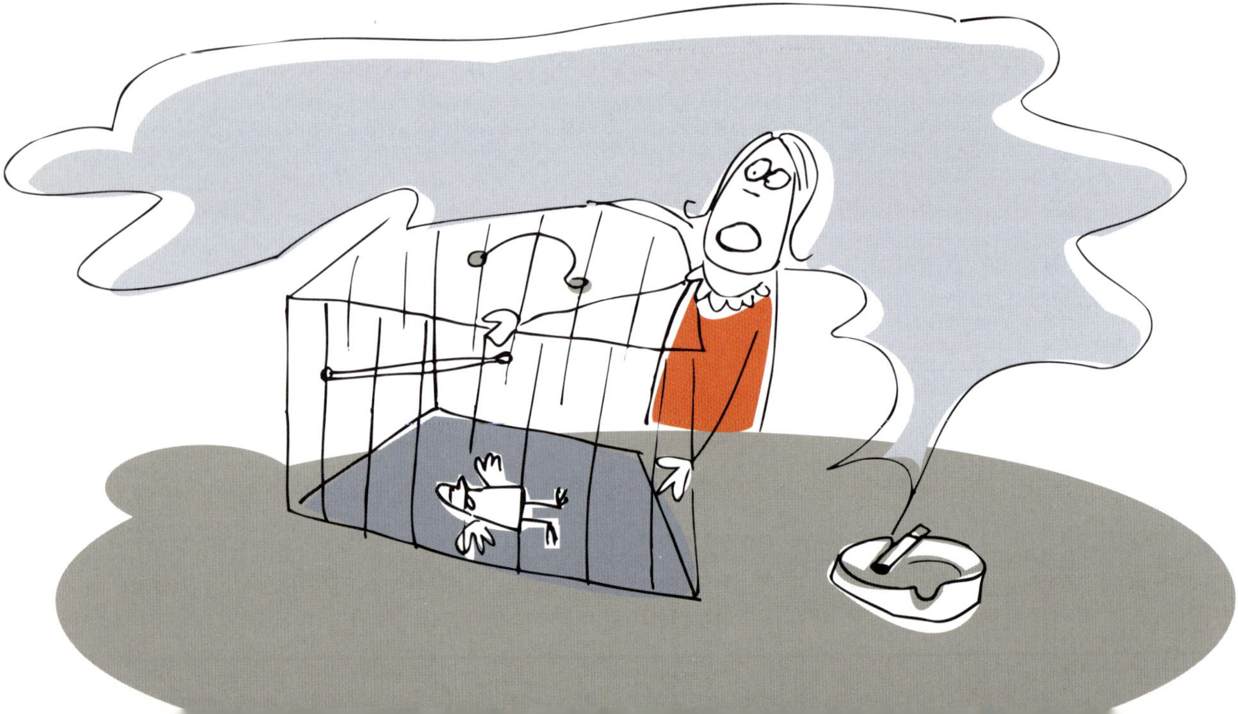

11

... weil man dich in der Zoohandlung mittlerweile schon duzt.

12

... weil Raucher zunehmend kriminalisiert werden.

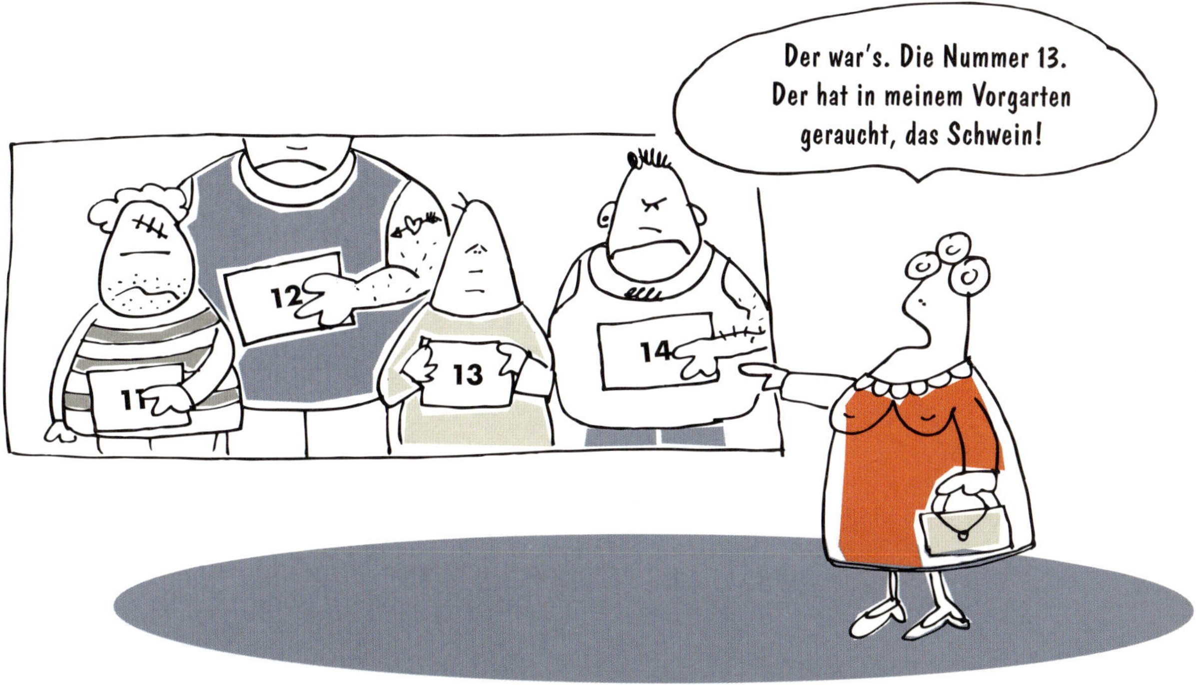
Der war's. Die Nummer 13.
Der hat in meinem Vorgarten
geraucht, das Schwein!
12
13
14

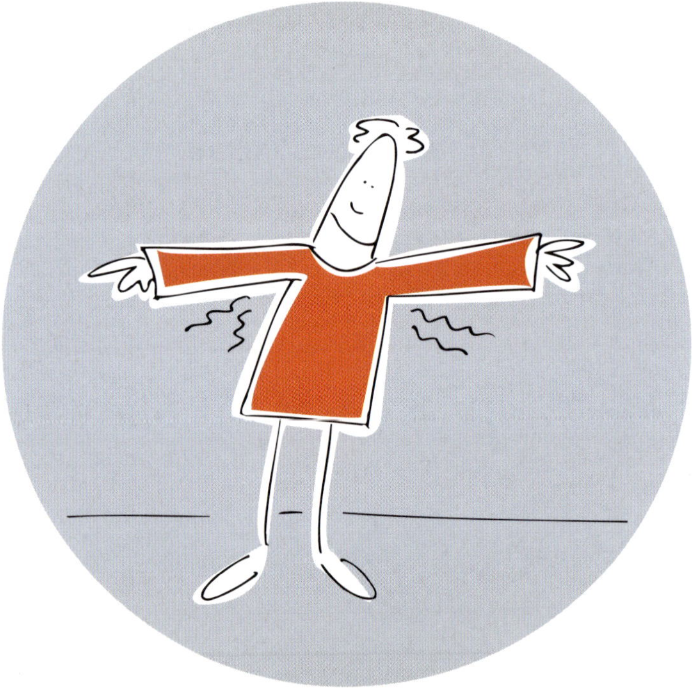

... weil du dann wieder nach dir
riechst, nach Aftershave oder
Currywurst mit Fritten — und
nicht nach Rauch.

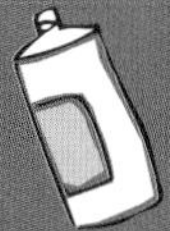

14

... weil der Kommentar
deines Arztes
nicht nach einer
Kleinigkeit klingt.

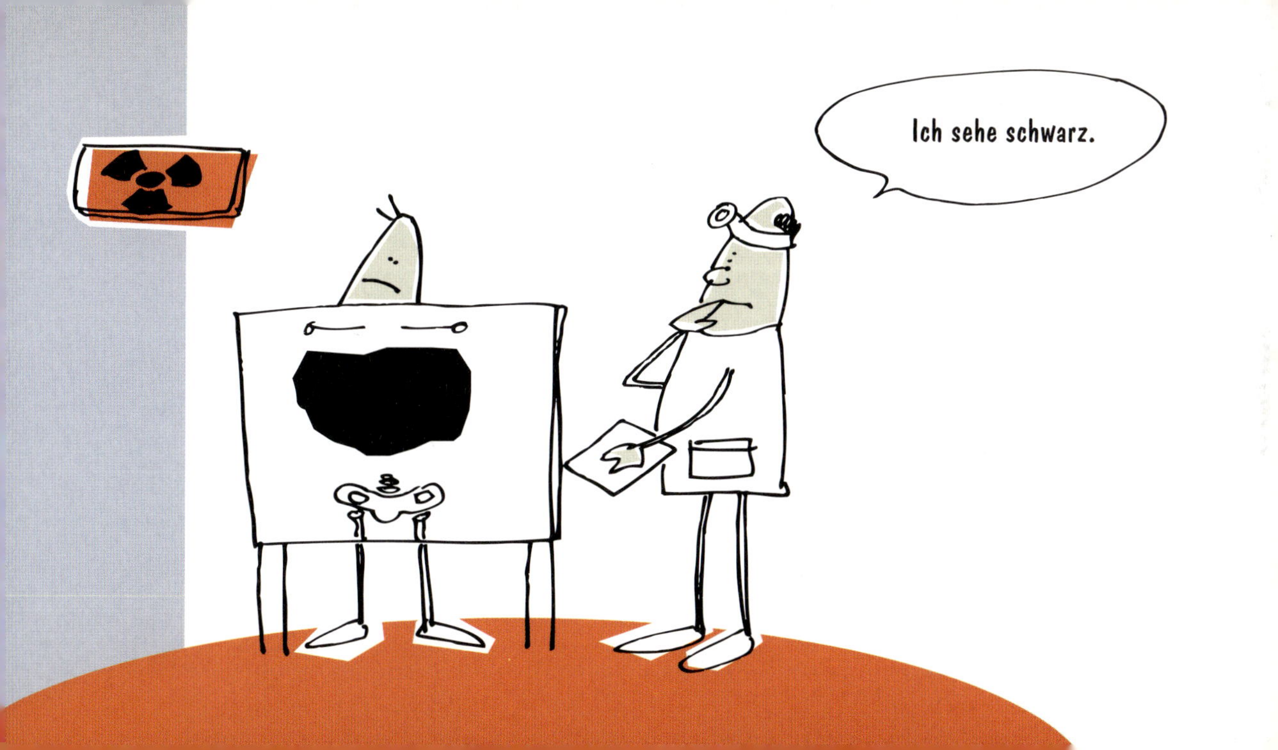
Ich sehe schwarz.

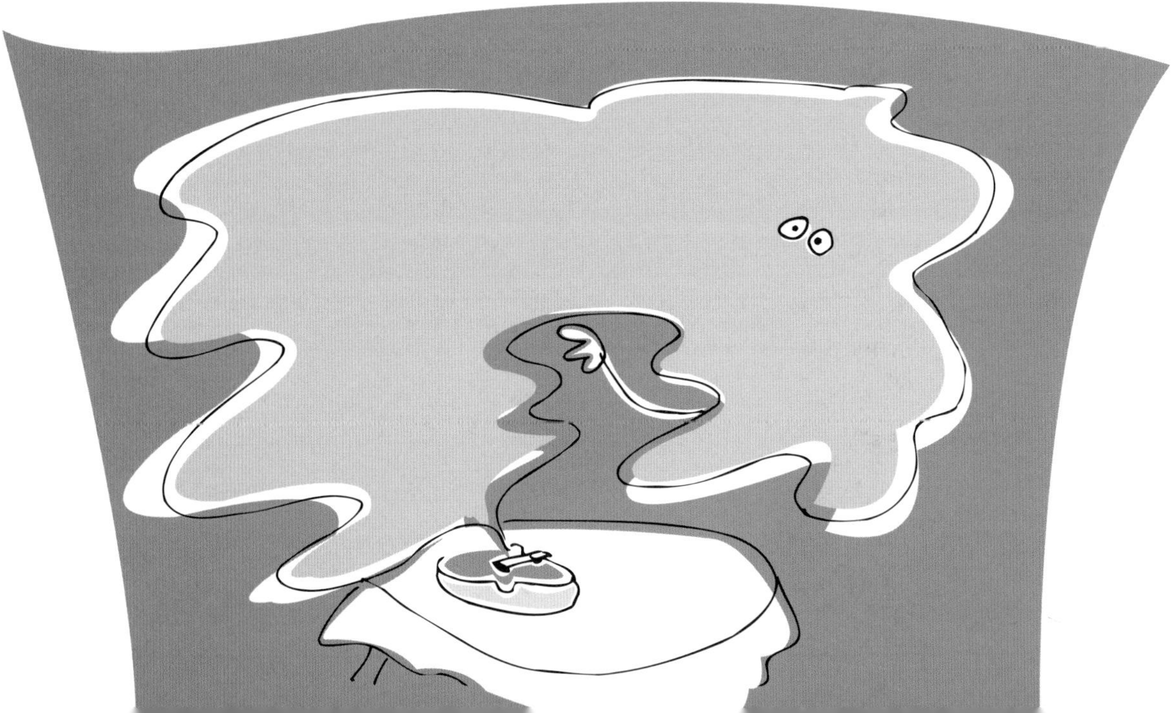

... weil du in deiner Wohnung
oft nicht die eigene
Hand vor Augen sehen kannst.

16

… weil nicht jeden Tag heiterer Sonnenschein ist.

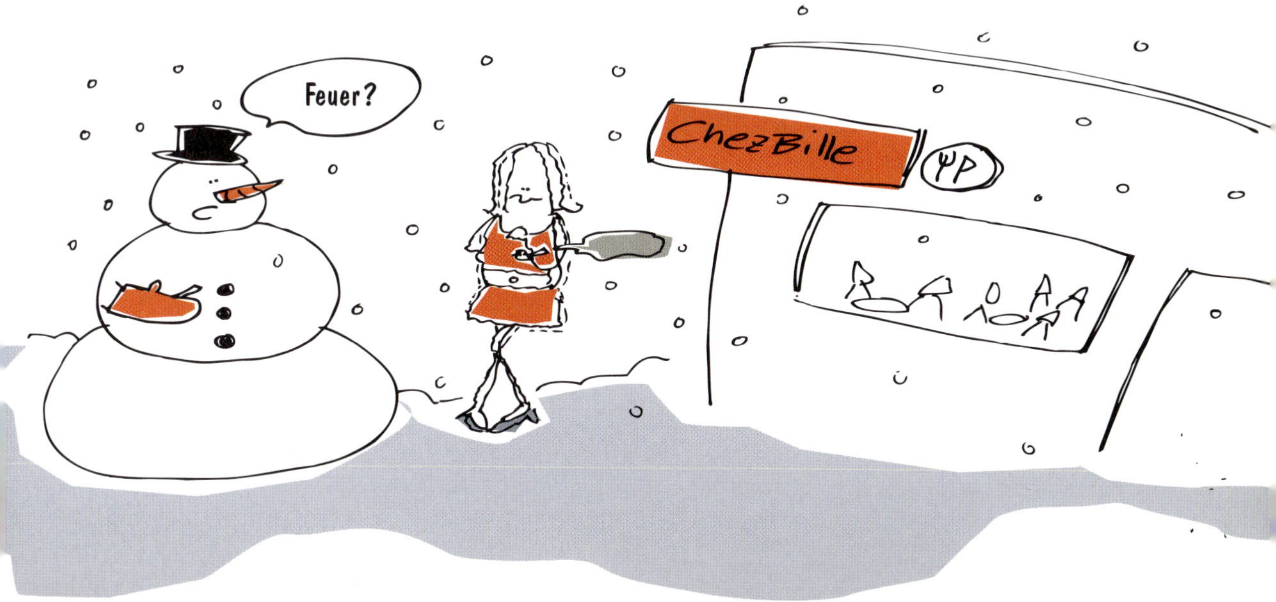
Feuer?
Chez Bille

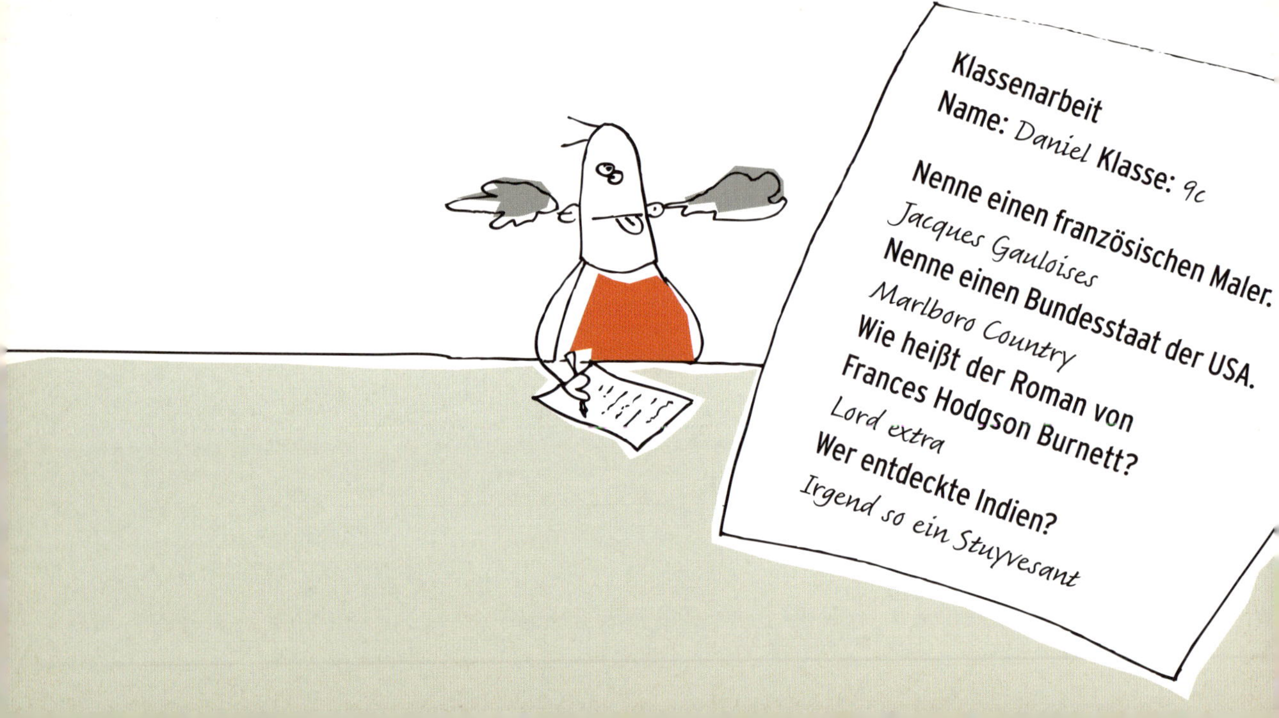

Klassenarbeit
Name: Daniel Klasse: 9c
Nenne einen französischen Maler.
Jacques Gauloises
Nenne einen Bundesstaat der USA.
Marlboro Country
Wie heißt der Roman von Frances Hodgson Burnett?
Lord extra
Wer entdeckte Indien?
Irgend so ein Stuyvesant

...weil du dir schon fast dein Gehirn rausgeblasen hast.

18

... weil du dir von dem Geld, das
du dann einsparst, deine liebsten
Wünsche erfüllen kannst.

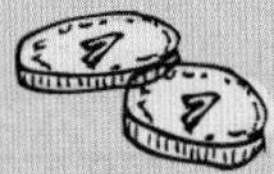

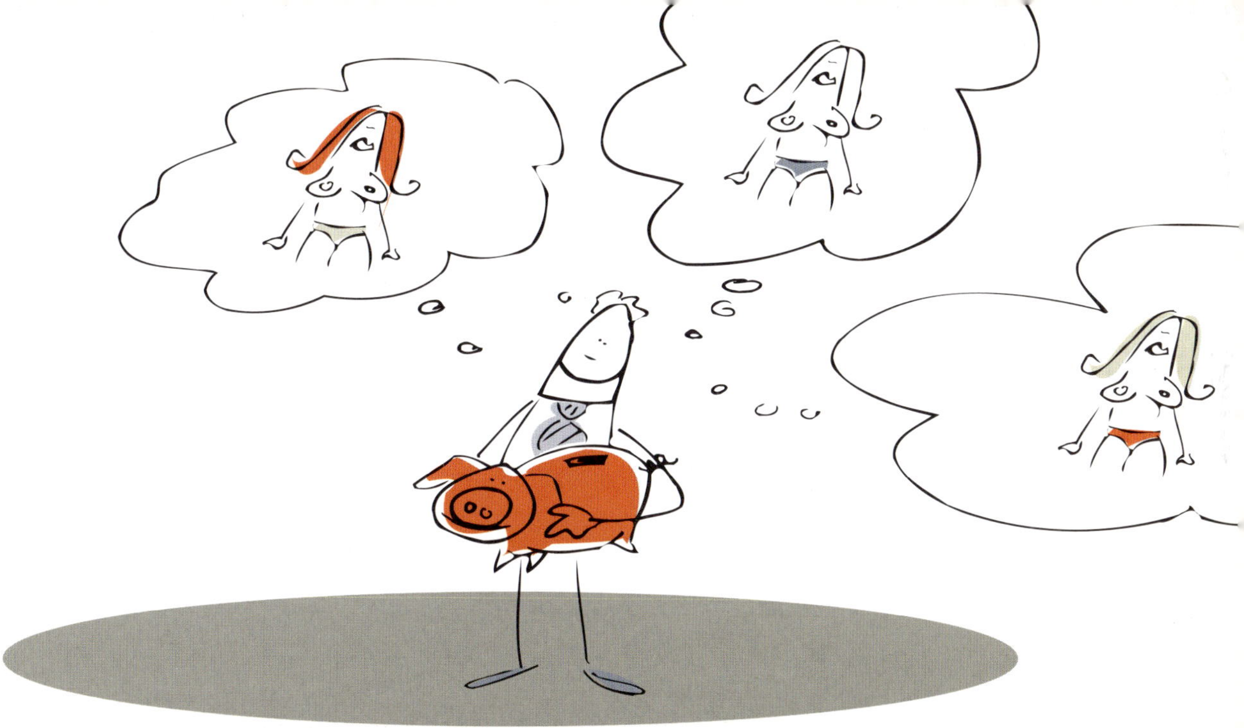

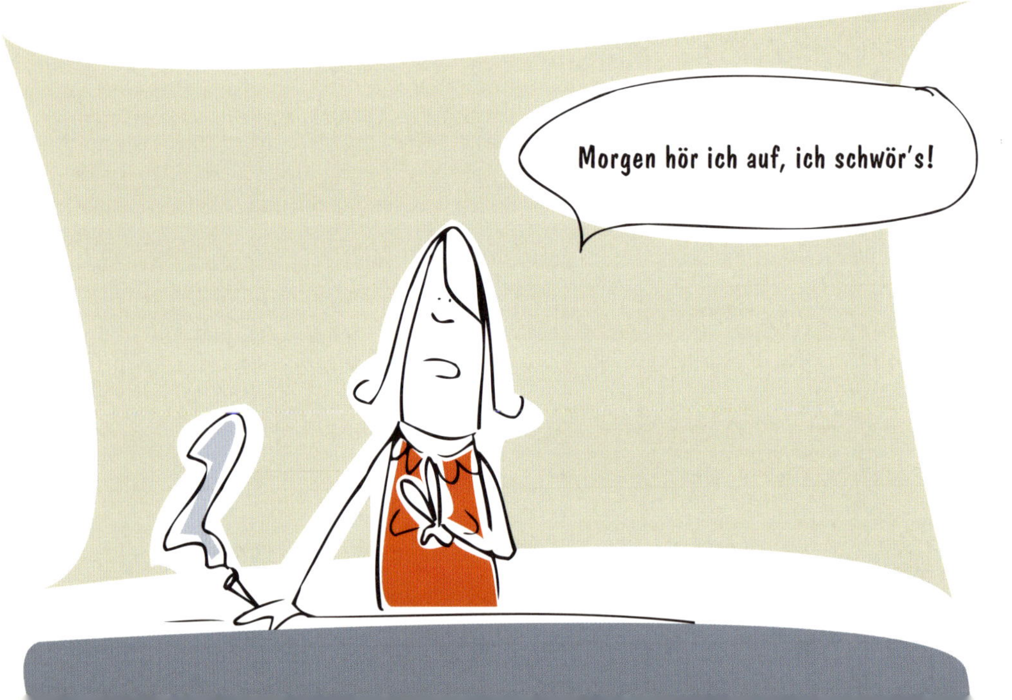
Morgen hör ich auf, ich schwör's!

...weil du es bestimmt schon mal
jemandem versprochen hast. Und
versprochen ist versprochen...

20

… weil der letzte Zug manchmal früher kommt, als man denkt.

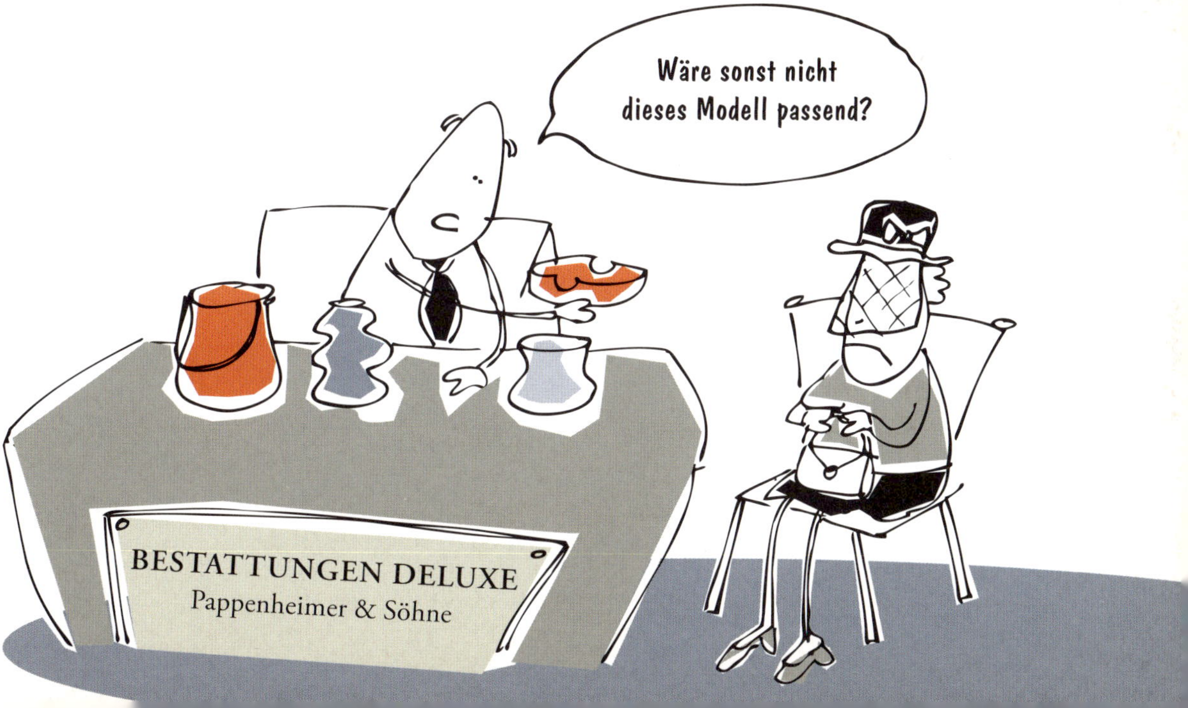
Wäre sonst nicht dieses Modell passend?
BESTATTUNGEN DELUXE
Pappenheimer & Söhne

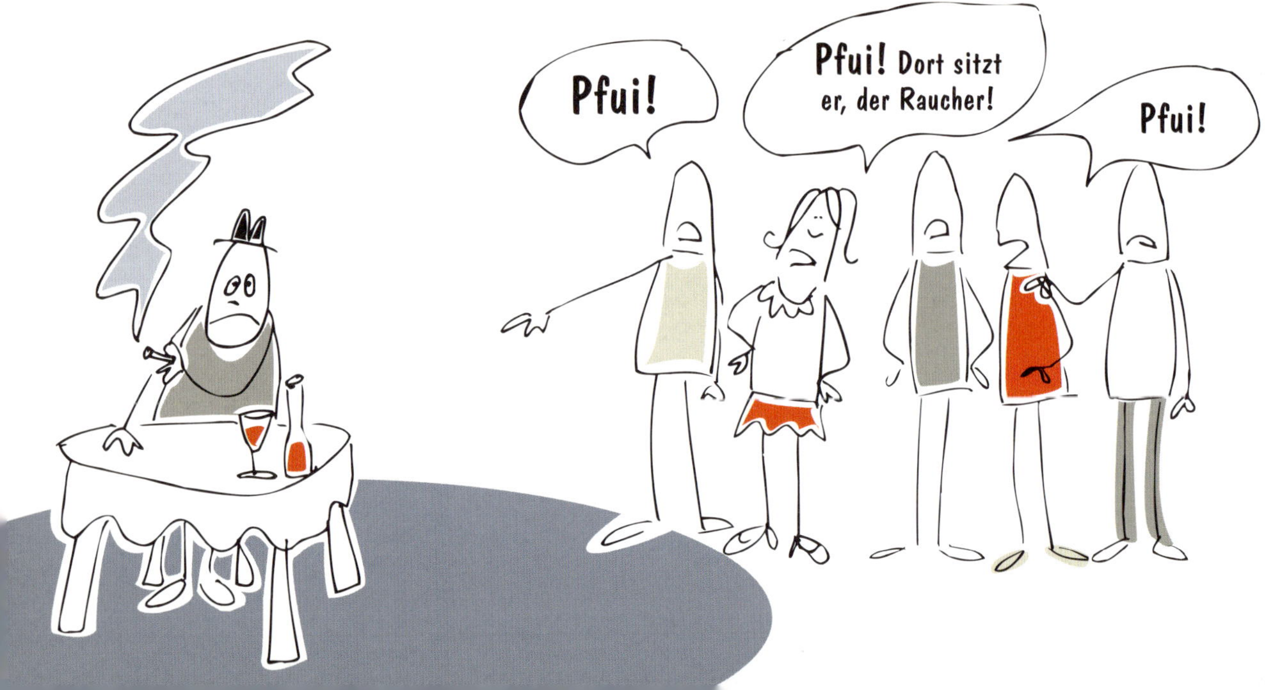
Pfui!
Pfui! Dort sitzt er, der Raucher!
Pfui!

... weil du dann auch von morgens bis abends skrupellos und ohne Rücksicht über Raucher lästern kannst.

22

... weil Nikotin nicht nur der Lunge schadet.

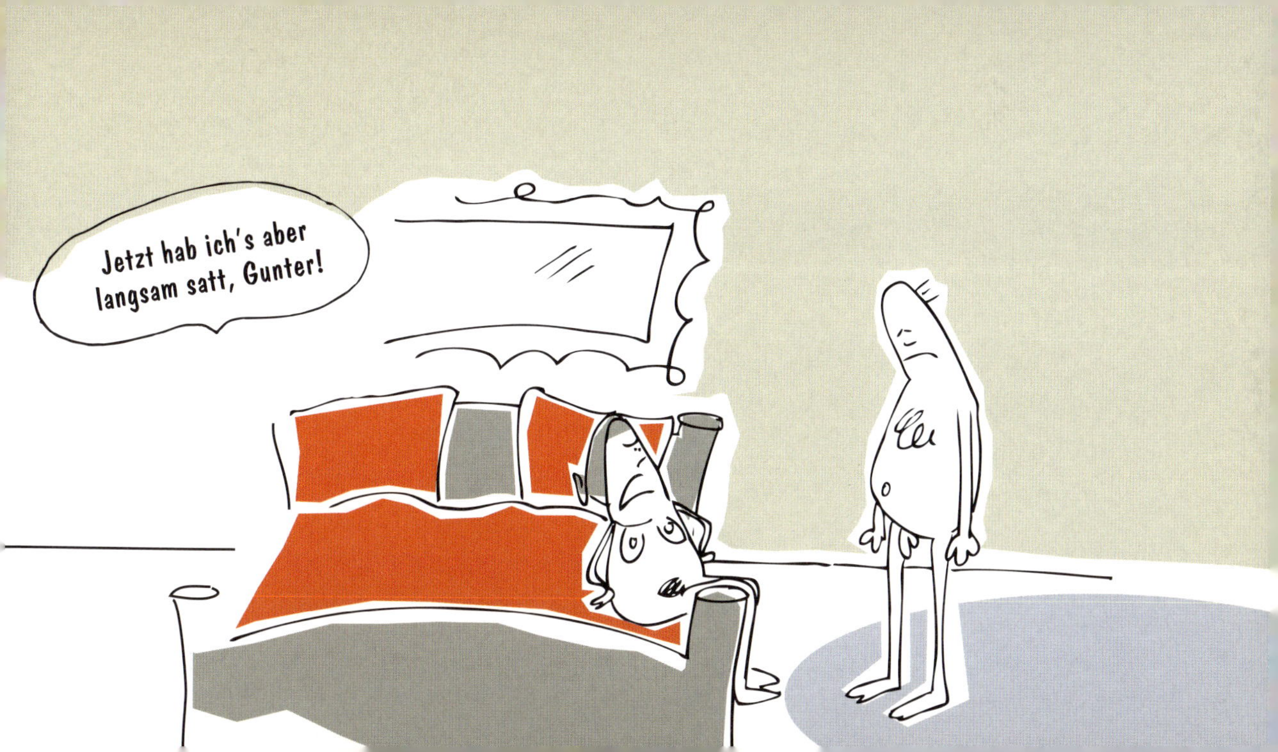
Jetzt hab ich's aber langsam satt, Gunter!

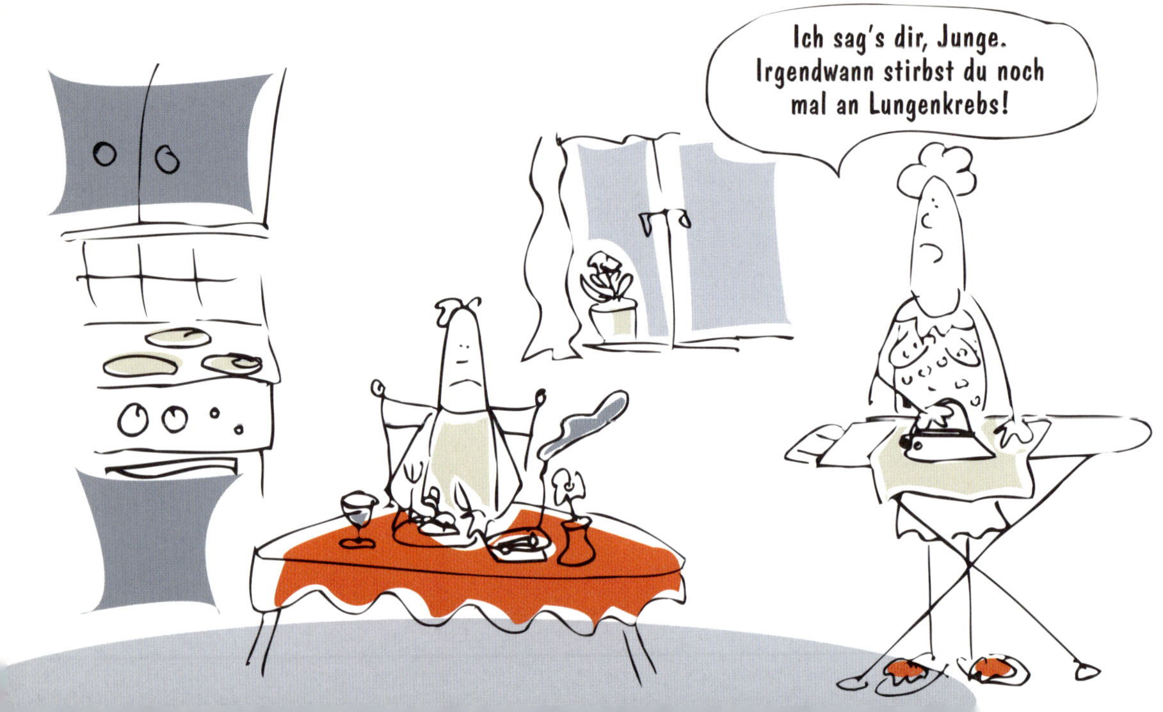
Ich sag's dir, Junge. Irgendwann stirbst du noch mal an Lungenkrebs!

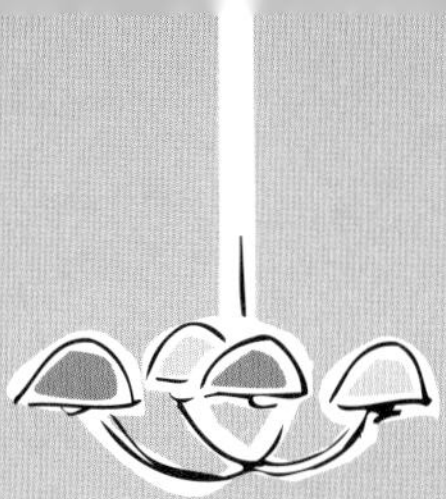

… weil du befürchtest, von dem Gemecker deiner Mutter Ohrenkrebs zu bekommen.

24

… weil dein Atem töten könnte.

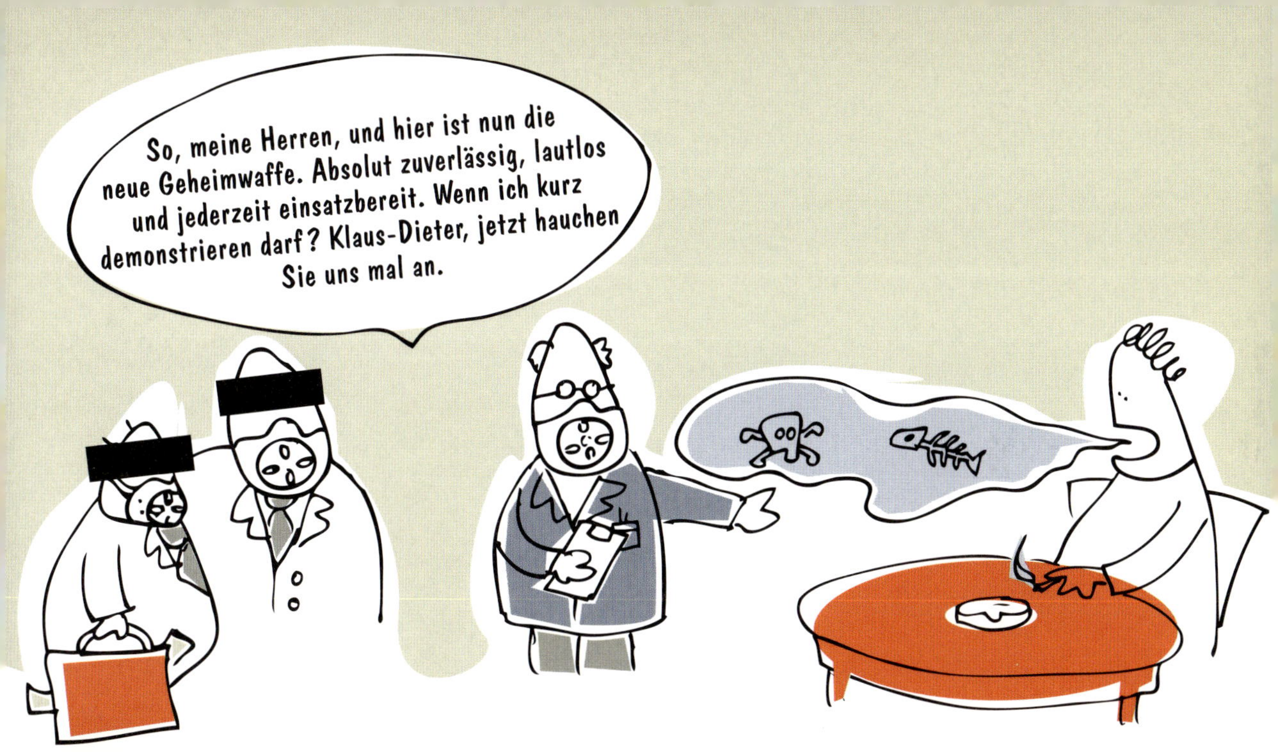
So, meine Herren, und hier ist nun die neue Geheimwaffe. Absolut zuverlässig, lautlos und jederzeit einsatzbereit. Wenn ich kurz demonstrieren darf? Klaus-Dieter, jetzt hauchen Sie uns mal an.

25

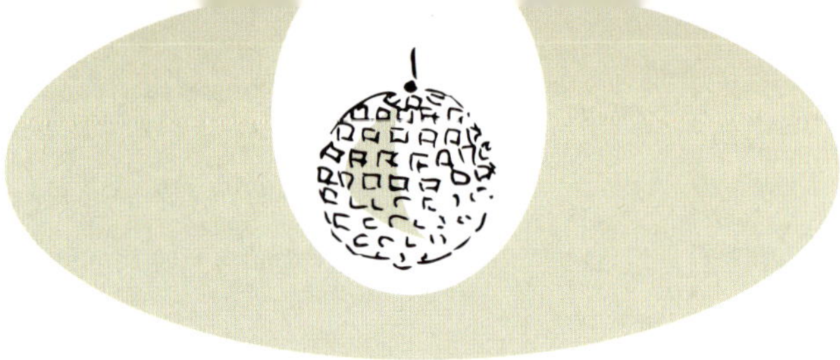

... weil dein üblicher
Anmachspruch längst
nicht mehr zieht.

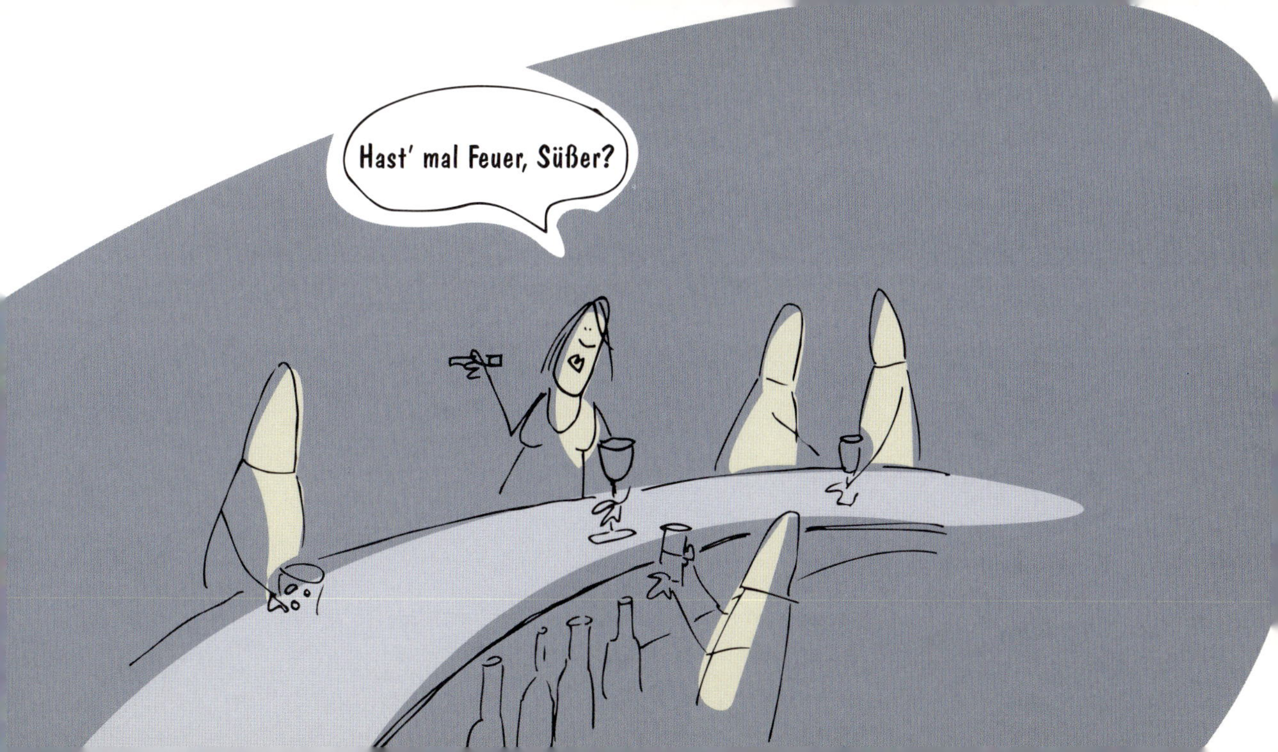
Hast' mal Feuer, Süßer?

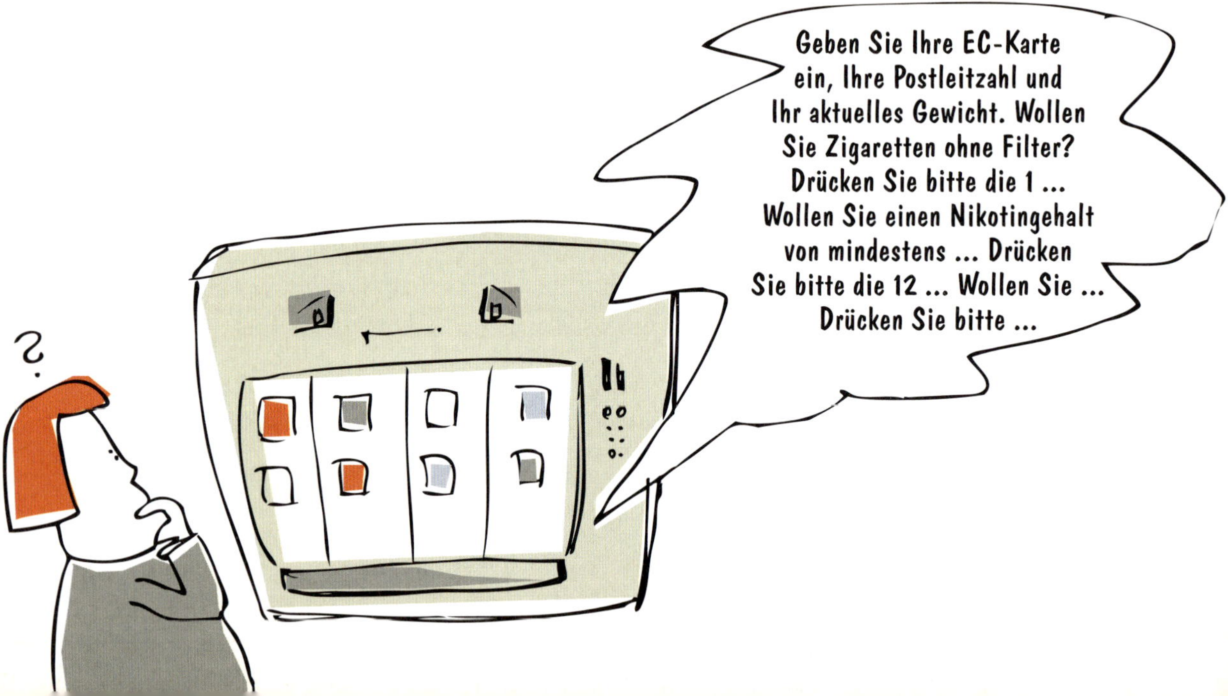
Geben Sie Ihre EC-Karte
ein, Ihre Postleitzahl und
Ihr aktuelles Gewicht. Wollen
Sie Zigaretten ohne Filter?
Drücken Sie bitte die 1 ...
Wollen Sie einen Nikotingehalt
von mindestens ... Drücken
Sie bitte die 12 ... Wollen Sie ...
Drücken Sie bitte ...

... weil man für den Kauf von Zigaretten
heutzutage ein Diplom braucht.

27

... weil du röchelnd beim Vorstellungsgespräch keinen guten Eindruck machst.

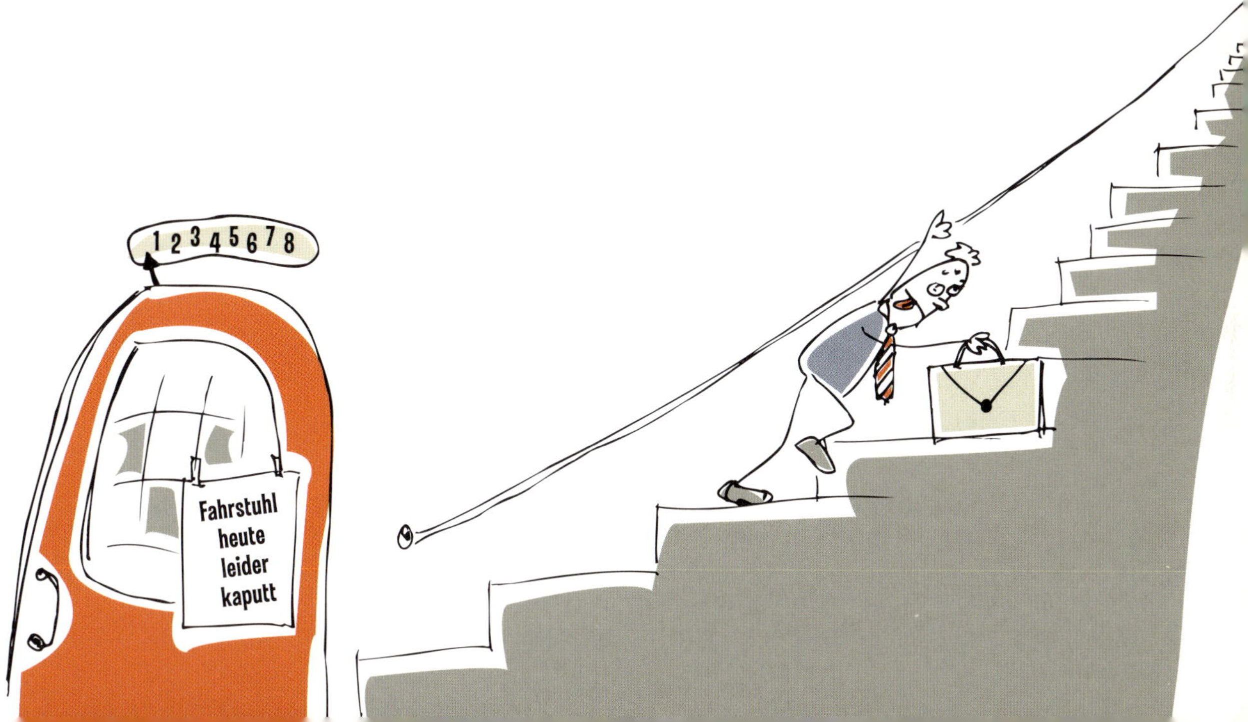
1 2 3 4 5 6 7 8
Fahrstuhl heute leider kaputt

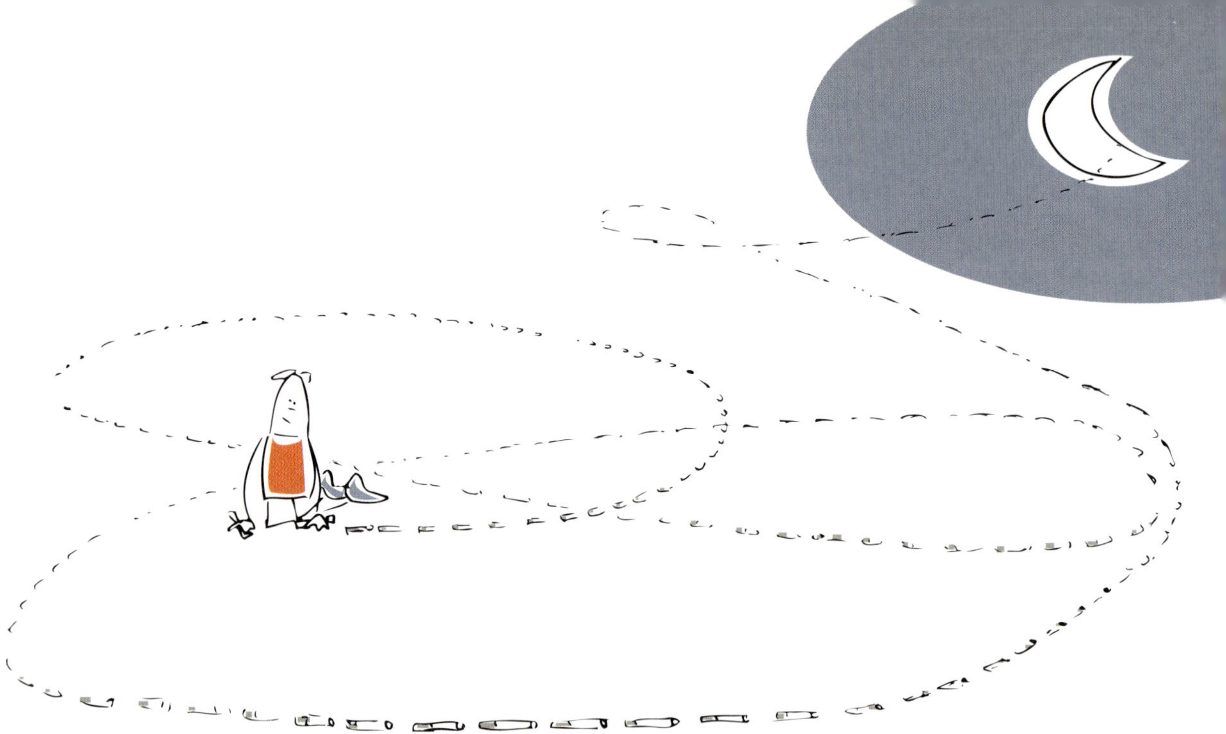

28

... weil die Kette deiner gerauchten Zigaretten bis zum Mond reicht und das Zigarettengeld sogar für eine Mondreise.

29

... weil du wieder mal einen
kitschigen Liebesroman
bekommen möchtest.

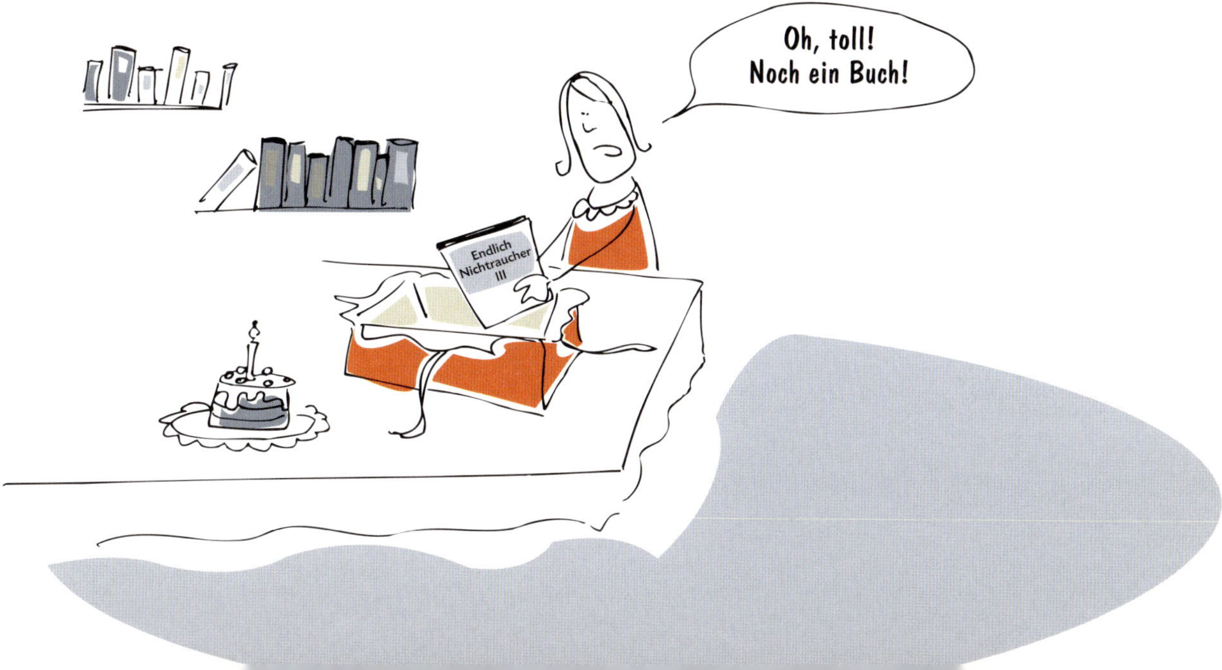
Oh, toll!
Noch ein Buch!
Endlich Nichtraucher III

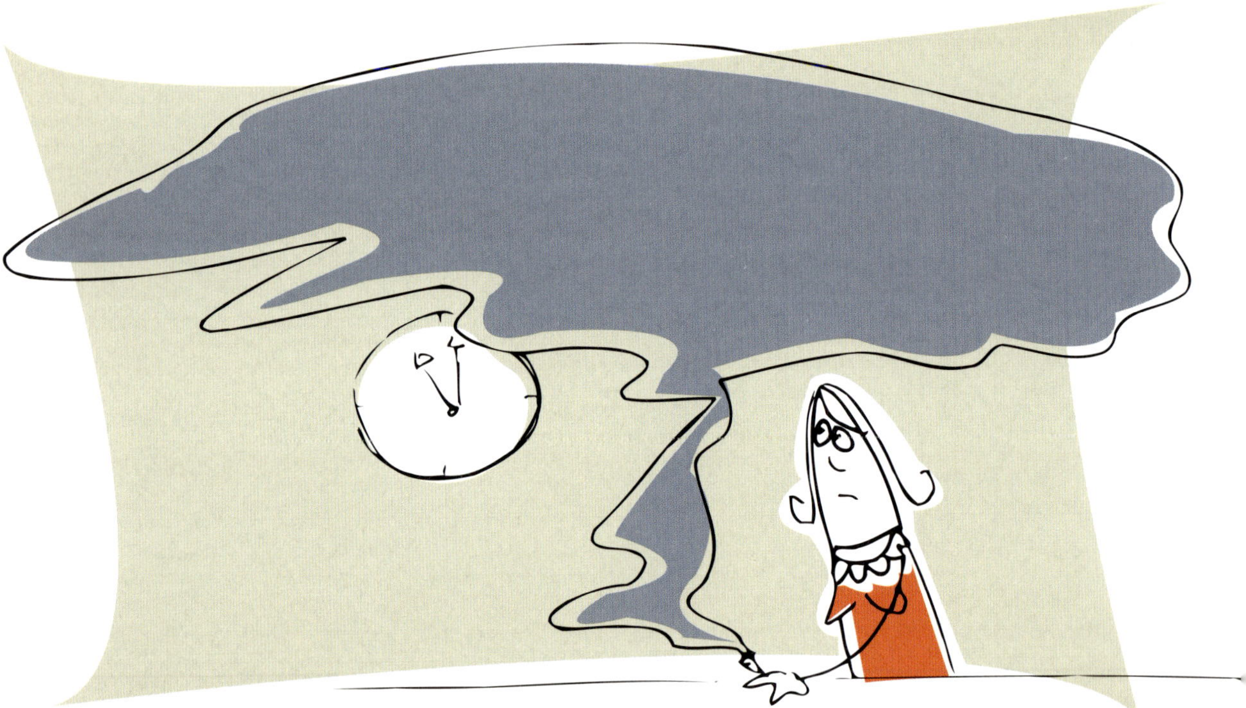

... und weil es
zum Aufhören
nie zu spät
ist — aber auch
nie zu früh.

Bibliografische Information Der Deutschen Nationalbibliothek
Die Deutsche Nationalbibliothek verzeichnet diese Publikation in der Deutschen Nationalbibliografie; detaillierte bibliografische Daten sind im Internet unter http://dnb.d-nb.de abrufbar.

Deutsche Originalausgabe

Ein Unternehmen der La Martinière Groupe

Text: Sibylle Bremer
Illustrationen: Sibylle Bremer
Gestaltung und Satz: Knesebeck Verlag — Leonore Höfer
Druck: L.E.G.O. S.p.A., Vicenza
Printed in Italy

ISBN 978-3-89660-576-4

www.knesebeck-verlag.de